Ibironke Akinola
Abiola Oduwole
Fidelis Njokanma

# Obesidade nos adolescentes

**Ibironke Akinola**
**Abiola Oduwole**
**Fidelis Njokanma**

# Obesidade nos adolescentes

## Um estudo efectuado em escolas secundárias

**ScienciaScripts**

**Imprint**

Any brand names and product names mentioned in this book are subject to trademark, brand or patent protection and are trademarks or registered trademarks of their respective holders. The use of brand names, product names, common names, trade names, product descriptions etc. even without a particular marking in this work is in no way to be construed to mean that such names may be regarded as unrestricted in respect of trademark and brand protection legislation and could thus be used by anyone.

Cover image: www.ingimage.com

This book is a translation from the original published under ISBN 978-3-330-33044-3.

Publisher:
Sciencia Scripts
is a trademark of
Dodo Books Indian Ocean Ltd. and OmniScriptum S.R.L publishing group

120 High Road, East Finchley, London, N2 9ED, United Kingdom
Str. Armeneasca 28/1, office 1, Chisinau MD-2012, Republic of Moldova, Europe
Printed at: see last page
**ISBN: 978-620-7-95004-1**

O feminismo e os monólogos dramáticos de Duffy: um estudo de alguns poemas de *The A mulher do mundo*.


Yasser K. R. Aman


Universidade Imam Abdulrahman Bin Faisal

Universidade de Minia, Egipto.

**Dammam 2017**

# Índice

**Resumo**

O objetivo deste estudo é explorar a representação de temas feministas por Carol Ann Duffy, recordando figuras históricas, religiosas e mitológicas através do monólogo dramático. Duffy subverte os arquétipos femininos através de uma série de monólogos dramáticos na sua obra *The World's Wife*, cuja estrutura assenta numa mistura eclética de influências que constroem teias intertextuais e metatextuais reflectidas em temas de amor, perda de amor, opressão sexista, tristeza e solidão, entre muitos outros. É de salientar que *The World's Wife* evidencia as dificuldades que uma sociedade patriarcal coloca tanto às mulheres como aos homens. A linguagem simples de Duffy remete para Wordsworth, enquanto a utilização do monólogo dramático faz lembrar Browning e T. S. Eliot. Para exprimir os desejos femininos, Duffy recorreu a várias figuras femininas, como a Medusa, a Sra. Midas, que tem ligações semânticas intertextuais com a história do Rei Midas de Ovídio nas *Metamorfoses*, Dalila e Salomé, com base na teoria do texto mundial. Outras personagens que mudam de género e que não são representadas pelo cross-dressing mas pela identificação cruzada são a Sra. Darwin, a Sra. Esopo, a Sra. Sísifo e a Sra. Fausto.

**Palavras-chave**: feminismo, monólogo dramático, Duffy, poesia.

**Introdução**

*Feminismo: Corpo e género*

Ao longo da história, as ideias aceites sobre o corpo feminino conduziram a uma construção social desse corpo. É de notar que "o corpo é um conceito e, por isso, dificilmente inteligível, a menos que seja lido em relação ao que mais o suporta e rodeia" (Riley 222). Há muito tempo, o corpo das mulheres era considerado propriedade dos homens, transmitido dos pais para os maridos. Por conseguinte, as mulheres não tinham qualquer papel na decisão do seu destino. Eram também desprezadas e consideradas inferiores aos homens. "De acordo com Aristóteles, apenas os embriões com calor suficiente podiam desenvolver-se em seres humanos de pleno direito. Os restantes tornavam-se fêmeas" (Weitz 3). A ideia de um corpo meio-nascido era comum entre os médicos até ao século XVIII. Devido à sua falta de calor, pensava-se que as mulheres tinham muitos defeitos, incluindo menor estatura, uma constituição mais fraca, um cérebro menos desenvolvido e fraquezas emocionais e morais que podiam pôr em perigo qualquer homem que caísse sob o feitiço das mulheres" (Weitz 4). Até o casamento era um acontecimento humilhante para o corpo e a alma da mulher, que perdia tudo através deste laço sagrado. O estatuto das mulheres melhorou um pouco no final do século XIX, quando no Mississipi "a lei deu às mulheres casadas o direito de manterem a propriedade que possuíam antes do casamento e os salários que ganhavam fora de casa" (Weitz 5). As ideias sobre a fragilidade dos corpos das mulheres vitorianas eram de natureza darwiniana. Na altura, os desejos sexuais das mulheres, incluindo o lesbianismo, eram ignorados. A privação da educação era justificada sob o pretexto de preservar a feminilidade, uma vez que os médicos do século XIX afirmavam que a educação prejudicava a beleza das mulheres e dificultava a sua capacidade de ter filhos (Aman, *Body Representation and Gender Reformulation* 7).

O conceito de "corpos desvalorizados" das mulheres, sustentado por factos biológicos, levou algumas feministas que sofriam de somatofobia a não se "envolverem com o corpo feminino" (Price e Shildrick 3). No entanto, as conquistas intelectuais das mulheres desvalorizaram o chamado efeito dos seus corpos biológicos. As diferenças sexuais tornaram-se tão centrais que se tornaram uma arma de dois gumes: "Por um lado, isto pode levar a uma universalização acrítica do corpo masculino e feminino; por outro lado, parece reforçar o essencialismo biológico que historicamente estabeleceu a subordinação das mulheres" (Price e Shildrick 5). A ênfase na diferença sexual como a principal e única categoria que distingue o corpo impede o progresso do feminismo. A principal preocupação da teorização feminista sobre o corpo é rejeitar a simplificação excessiva do corpo e

> rejeitar esta categorização simples, bem como qualquer procura de uma falsa
> unidade que obscureça as tensões, por vezes confusas mas sempre produtivas, de
> diferentes pontos de partida, perspectivas e objectivos... O corpo tornou-se, assim, o
> local de uma investigação intensa, não na esperança de recuperar um corpo
> feminino autêntico, liberto dos pressupostos patriarcais, mas no pleno
> reconhecimento das possibilidades múltiplas e fluidas de uma corporização
> diferenciada. (Price e Shildrick 12)

A natureza das mulheres sempre foi definida por termos amplamente utilizados, como essencialismo, biologismo, naturalismo e universalismo. Estes termos têm sido utilizados para enfatizar as limitações, a subordinação e a mediocridade das mulheres numa sociedade dominada pelos homens. O essencialismo enfatiza a ideia de que a natureza natural/biológica/psicológica das mulheres é fixa e comum a todas elas. "O essencialismo refere-se, assim, à existência de características fixas, atributos determinados e funções a-históricas que limitam as possibilidades de mudança e, por conseguinte, de reorganização social" (Grosz 48). O biologismo reduz as possibilidades sociais das mulheres à sua natureza biológica, que se supõe ser inferior à dos homens. O naturalismo é geralmente assumido como tendo uma forma biológica imutável. Por outro lado, "pode ser afirmado com base em fundamentos teológicos ou ontológicos e não biológicos" (Grosz 48). O naturalismo, por

outro lado, "pressupõe a equivalência das propriedades biológicas e naturais" (Grosz 48). O

universalismo refere-se às características sociais que as mulheres têm em comum em todo o

lado, "em todos os momentos e em todos os contextos sociais" (Grosz 49). Estes quatro

termos, que contribuem para a reprodução dos valores patriarcais, são utilizados pelas

feministas. O pressuposto de que a essência, a natureza, a biologia e as características

universais das mulheres constituem a base do seu estatuto e papel social é uma reação contra

o feminismo, uma vez que limita e reduz o papel das mulheres a atributos fixos, tornando

impossível a mudança social. O feminismo de Duffy é altamente desenvolvido, uma vez que

vai para além destes atributos fixos, não só para criticar as características dos homens, mas

também para abraçar as suas identidades e provar que as mulheres são, por vezes, superiores

aos homens.

O corpo tem atraído a atenção dos cientistas contemporâneos de tal forma que se

realizaram muitas conferências sobre o assunto e foram escritos muitos livros sobre ele.

Graças ao feminismo, o corpo tornou-se uma questão política que tem sido abordada através

da luta das mulheres pela sua emancipação de uma cultura falocêntrica e de uma sociedade

androcêntrica. O racismo e o corpo estiveram tão intimamente ligados que as características

corporais foram utilizadas como desculpa para colonizar e escravizar pessoas (Aman, *Body

Representation and Gender Reformulation* 9-10). O corpo é um ponto focal e um tema

recorrente em quase todos os escritos feministas recentes. Uma vez que a justaposição ou

dualismo entre mente e corpo, baseado em fundamentos platónicos e cartesianos, sempre foi

a favor do primeiro, as estudiosas feministas procuraram recentemente elaborar o papel do

corpo na reprodução e transformação da cultura. O dualismo mente-corpo tem sido

frequentemente abordado a partir de uma perspetiva de género. Em "Are Mothers Persons",

Bordo examina "como - apesar de uma retórica oficial que insiste na subjetividade

incorporada de todas as pessoas - a prática jurídica e médica ocidental em relação à reprodução divide de facto o mundo em sujeitos humanos (feto e pai) e 'meros' corpos (mulheres grávidas)" (14). O corpo é como um ginásio com diferentes facetas, que, quando explorado, se revela "um meio cultural cujas formas e significados em mutação reflectem conflitos e mudanças históricas e no qual as políticas de género se inscrevem com particular clareza" (Jaggar 5).

Os académicos feministas estão interessados no estudo do corpo porque este "sempre foi fundamental para compreender as experiências e práticas corporais das mulheres e as construções culturais e históricas do corpo feminino nos vários contextos da vida social" (Davis 7). Os académicos feministas debatem frequentemente três problemas em relação ao corpo, nomeadamente a diferença, a dominação e a subversão. O corpo é rejeitado como uma explicação para a diferença. No entanto, a diferença é essencial para compreender a incorporação, ou seja, as formas como os indivíduos interagem com e através dos seus corpos. O corpo feminino está associado às práticas de poder, uma vez que é explorado, degradado, excluído, controlado, colonizado e violado. Muitos estudos empíricos mostram o papel ativo que os indivíduos desempenham nos regimes corporais contemporâneos. As normas culturais de género podem ser simbolicamente subvertidas através de práticas corporais como o cross-dressing, a flexão de género ou a transexualidade. Esta tendência foi confirmada pela emergência da teoria queer, que foi adoptada por muitas teóricas feministas:

> como uma perspetiva radical para repensar a teoria feminista do corpo e desenvolver uma política alternativa do corpo. Oferece uma forma de celebrar uma política de subversão criativa sem recorrer à política de identidade ou às tácticas de rebelião colectiva que faziam parte da política do corpo nos anos setenta. A política é estetizada, e não é surpreendente que o corpo desempenhe um papel central na estética transgressiva da performance e da exibição. (Davis 13)

No entanto, as teóricas feministas estão mais interessadas em teorizar do que nas tensões que o corpo cria.

O género é feito ou construído pela pessoa e pelos outros na sua sociedade. Em contraste com esta noção estabelecida, Judith Butler defende no seu livro *Undoing Gender* que o género pode ser feito resistindo e escapando às garras da norma social pela qual o género é reconhecido. Ela argumenta: "Posso sentir que não posso viver sem um certo reconhecimento. Mas também posso sentir que as condições sob as quais sou reconhecido tornam a vida insuportável"(4). Butler cita muitos exemplos de resistência do género ao reconhecimento social, como a intersexualidade, a transexualidade e os queers. A autora levanta uma questão crítica: "Como é que o mundo pode ser reconhecido para que este conflito possa ser mitigado?" (5) Embora o corpo seja visto por muitos como um marcador distintivo do género, a reconstrução do género não depende tanto do corpo natural como da prática social. Por conseguinte, as diferenças de género não podem ser percebidas e definidas ao nível do sexo. O género é uma forma social que é reconstruída através das relações interpessoais. O género é "socialmente construído... o corpo sexuado não o é" (Davis 8).

Simon de Beauvoir sublinhou a dissociação entre género e sexo, dizendo: "Não se nasce mulher, torna-se mulher" (295). A distinção entre o corpo e o género pode ser natural, mas a construção do género não o é. O reconhecimento do género é uma questão social porque é a forma como a anatomia é construída. O reconhecimento do género é uma questão social porque é a forma como a anatomia é socialmente construída que define a identidade do género e não o corpo em si" (Benhabib e Cornell 14). Embora o corpo não seja estático e sirva de ponto de contacto com o ambiente e a sociedade, é um facto naturalmente dado, ao contrário do género. De facto, "são os nossos géneros que nos tornamos, não os nossos corpos" (Butler, "Variation on Sex and Gender" 129). Em contraste com a categoria do sexo, o reconhecimento do género é o resultado do contacto social. Paula England argumenta que

O género é conseguido através da interação constante com os outros. O género [é] o

comportamento que está em conformidade com as noções normativas de natureza
feminina ou masculina. A nossa categoria de género coincide geralmente com o
nosso sexo biológico, mas não tem de coincidir, como no caso de uma mulher que
"passa" por homem. (13)

A ajuda que a tecnologia oferece na reformulação do género é altamente controversa.
Algumas feministas rejeitam-na porque esbate a diferença sexual. Ao fazê-lo, arriscam "a
naturalização da reprodução heterossexual" (Butler, *Undoing Gender* 11). Outras, como as
pessoas trans, procuram "acesso à tecnologia para impor certas mudanças" (Butler, *Undoing
Gender* 11). No seu volume *The World's Wife*, Duffy reformulou habilmente o género,
criando personagens femininas sem precedentes que são tão dominantes que os seus
homólogos masculinos reais são meras sombras de si próprios.

*O monólogo dramático*

O significado do monólogo dramático não reside na recuperação do passado, mas no
questionamento da história, sublinhando que a reconstrução da história é uma tentativa
parcial (Byron 5). No entanto, o significado do monólogo dramático varia:

No início do século XX ... o interesse pelo monólogo dramático começou a diminuir
... o "eu" falante desintegra-se numa multiplicidade de vozes ... Embora o monólogo
dramático não tenha sido, de modo algum, a forma poética central na primeira metade
do século XX, o trabalho de poetas como Charlotte Mew e Langston Hughes sugere
que sobreviveu num estado muito mais saudável do que geralmente se pensa, e que o
fez principalmente como um instrumento de crítica social. (Byron 5-6)

Nos últimos vinte anos, o monólogo dramático voltou a florescer como um meio eficaz de
questionar as condições sociais e políticas. No entanto, os monólogos contemporâneos
cheiram frequentemente a política feminista e diferem dos anteriores pelo facto de
apresentarem "um 'eu' incongruente que funde o mundo histórico ou ficcional do orador com

o mundo contemporâneo do poeta escritor, chamando a atenção para questões de representação mais do que nunca" (Byron6-7). Forma e conteúdo estão assim numa relação recíproca, ou seja, uma crítica social e política é melhor apresentada através do monólogo dramático. "Ina Beth Sessions, em "The Dramatic Monologue" (1947), definiu sete características que devem ser encontradas num monólogo dramático perfeito: "orador, audiência, ocasião, revelação da personagem, interação entre orador e audiência, ação dramática e ação que tem lugar no presente" (Byron 8). Um dos melhores exemplos que segue a lista taxonómica de características de Sessions é "My Last Duchess" de Browning.

Ao contrário do que acontece na poesia, o "eu" falante não está ligado ao poeta, contrariamente à opinião dos novos críticos. Enquanto na poesia o leitor, guiado pelo poeta, vive dentro do orador, ele afasta-se para compreender melhor o orador do monólogo dramático. O orador e o poeta não podem, de facto, ser fundidos. Os sinais distintivos podem ser mencionados no título, como em "Porphyria's Lover" de Browning. No entanto, por vezes, esses sinais não se encontram, o que torna difícil a distinção entre monólogo dramático e poesia. Alan Sinfield tentou resolver o problema utilizando a ideia de "finta" desenvolvida por Kate Hamburger no seu estudo do narrador ficcional (Byron 13). Graças à ideia de Sinfield da finta, muitos poemas, como "Oenone" (1832) ou "The Lotus Eaters" (1832) de Tennyson, são identificados como monólogos dramáticos.

Não se deve esquecer que, embora o "eu" falante seja reconhecido como uma figura distinta no poema, a presença do poeta é percepcionada através dele. A ideia de uma "consciência partilhada" e de um "discurso a duas vozes", que sugere uma relação dialógica bakhtiniana entre o orador e o poeta, vem à mente: A primeira obriga o leitor a partilhar o seu reconhecimento do "eu" falante e do "eu" do poeta, justapondo-os durante a leitura. A segunda enfatiza ainda mais a primeira, pois distingue e reconhece duas vozes diferentes; daí uma leitura baseada na ironia dramática. Enquanto pessoas, o orador e o poeta são reconhecidos como entidades separadas, mas enquanto vozes podem partilhar opiniões semelhantes. O monólogo dramático pode ser resumido sob a designação de "duplo poema".

Como já foi referido, o monólogo dramático deve ter um orador e um ouvinte identificado que deve permanecer em silêncio para não transformar o monólogo num diálogo. Muitos críticos sublinham a importância da presença do público, que ativa a interação entre o orador e o público, enriquecendo assim as ideias. No entanto, em muitos monólogos - como em "A Castaway" de Webster - as ideias são bem apresentadas sem a presença do ouvinte (Byron 20). De facto, o ouvinte fornece perspetivas diferentes das que o orador fornece ao leitor, mas isso não significa que o ouvinte deva ser mais vívido. Isto é evidente em "To My Last Duchess", de Browning, onde a duquesa morta, enquadrada num quadro na parede, oferece ao duque uma perspetiva ameaçadora (Byron 21). É de notar que o leitor desempenha um papel tão importante no monólogo dramático que críticos como Dorothy Mermin, no seu livro *The Audience in the Poem*, permitem que o leitor intervenha no papel do ouvinte que, mudo e passivo como é frequentemente retratado, atrai o leitor para a ação a tal ponto que se contextualiza como um produto de condições sociais e culturais (Byron 22-3). O leitor deve estar consciente de que o orador revela certos aspectos do seu carácter para atingir o seu objetivo.

Através da inferência e da imaginação, o leitor participa na construção da situação dramática e envolve-se nela. Compara o que o orador quer que ele saiba com o que as revelações involuntárias do próprio orador revelam sobre outros factos e percepções. O leitor desempenha o papel de ouvinte silencioso que não pode simpatizar nem julgar. O ouvinte permanece passivo até que o orador termine a sua retórica eloquente. O orador engana-se a si próprio porque não compreende a sua situação. A revelação de aspectos do carácter do orador não é percebida pelo leitor ou é dada inconscientemente pelo orador.

Pelo contrário, a personagem do orador, com as suas perspetivas reveladas e ocultas, é o produto de um ato de fala (Aman, "Tearing up the Bowels" 234).

Na era vitoriana, a utilização do monólogo dramático por Robert Browning aumentou a popularidade do género. O monólogo dramático tem numerosas características, sendo as mais importantes 1 - uma única pessoa que expressa os pensamentos do poeta num determinado momento; 2 - a presença do ouvinte é reconhecida através de pistas no discurso do interlocutor (única pessoa); 3 - o poeta concentra-se no que é de interesse para o leitor, a fim de o revelar através do orador. O monólogo dramático modernista é sinónimo de T. S. Eliot e outros. As mulheres poetas do século XX, como Carol Ann Duffy, também se interessaram pelo monólogo dramático.

### *A mulher do mundo*, de Duffy

Carol Ann Duffy, que sucedeu a Andrew Motion como a primeira mulher laureada do Reino Unido em 2009, escreve sobre o amor, a perda do amor e muitos outros temas que reflectem a sua rica formação e a sua abordagem interactiva aos problemas do seu mundo. Teve um caso de amor chocante que culminou com a sua revelação como bissexual. A lésbica aparece em *The World's Wife* quando "a Rainha Herodes sente o desejo da Rainha Negra, uma das Três Magas; a Sra. Tirésias, cujo marido se transformou numa mulher, toma uma amante feminina (Smith).

A obra de Duffy apresenta uma mistura eclética de influências que formam uma teia intertextual e metatextual reflectida nos seus temas e técnicas. A sua linguagem simples remete para Wordsworth, enquanto o seu uso do monólogo dramático faz lembrar Browning e T. S. Eliot:

> A sua utilização da linguagem quotidiana e demótica remonta a
> Wordsworth, enquanto o seu interesse pelo monólogo dramático remonta à
> sua
>
> a Browning e Eliot. A sua obra mostra também a influência de Philip Larkin

(nostalgia e humor seco), Dylan Thomas (elementos de surrealismo), os

poetas Beat e os poetas de Liverpool. Rees-Jones comenta esta mistura

eclética e o seu impacto na obra de Duffy: "Há um impulso para o realismo

que atravessa a obra de Duffy", juntamente com "o seu interesse inicial pelos

românticos e o seu percurso pelas práticas modernistas e surrealistas". (Carol

Ann Duffy)

The World's Wife baseia-se em teias intertextuais e a maioria dos poemas assume a

forma de um monólogo dramático. Duffy escolhe o jogo intertextual para transmitir uma

mensagem particular, para exprimir as suas ideias através de figuras históricas, religiosas e

míticas. A autora centra-se nos marginalizados, especialmente nas mulheres.

A sua marca registada, o monólogo dramático, é utilizada com sucesso em

*The World's Wife* (1999), em que Duffy recorre à mitologia grega, à Bíblia,

aos contos de fadas, à literatura, à história e ao cinema para criar personagens

como Mrs.

Midas, Rainha Herodes, Sra. Fera, Sra. Fausto, Sra. Freud e Rainha Kong,

que apresentam as suas versões das vidas por detrás do mito de homens

famosos. (Haase 279)

A sua boa utilização do monólogo dramático tem um toque feminista:

*The World's Wife* (1999) regressa ao monólogo dramático com uma coleção

inovadora de poemas que exprimem as vozes das esposas de várias figuras

históricas, tanto reais como fictícias. Os títulos incluem "Mrs Midas", "Mrs

Lazarus", "Mrs Aesop", "Mrs Darwin" e "The Kray Sisters". Embora não seja

considerada uma das suas maiores colecções poéticas, foi, no entanto, muito

popular e Duffy tenciona escrever uma sequela. (Carol Ann Duffy)

A orientação sexual de Duffy influencia a sua poesia feminista. Em "Little Red Cap", a rapariga é retratada como uma pessoa independente, enquanto o papel estereotipado do lobo foi alterado. A admiração de Duffy pelos arquétipos dos contos de fadas remonta às histórias da sua mãe. *The World's Wife* mostra o seu engenho em subverter os arquétipos femininos (*The Poetry Archive*). *The World's Wife* é "uma série de monólogos dramáticos espirituosos ditos por mulheres de contos de fadas e mitos, com as mulheres geralmente omitidas da história.... Quando se trata de descrever personagens, ela é conhecida, como a escritora Charlotte Mendelson a descreveu, pelo "ventriloquismo"" (Savage).

Esta apresentação polifónica das características feministas reflecte um conceito unificador, uma linha de pensamento unificada.

Algumas são de mitos clássicos, sendo que o Capuchinho Vermelho (rebaptizado Capuchinho Vermelho para indicar o seu potencial revolucionário) representa o mito popular. Algumas são mulheres reais, bíblicas (Dalila, Salomé, mulher de Pilatos) e mais recentes (Papa Joana, Anne Hathaway, Sra. Darwin e Sra. Freud). O maior grupo é constituído pelas esposas de homens famosos não anunciados, clássicos (Midas, Tirésias, Esopo, Sísifo, Pigmalião e Ícaro), bíblicos (Lázaro) e literários (Fausto, Quasímodo, Rip van Winkle e A Bela e o Monstro). Finalmente, e mais importante, há as versões femininas de personagens anteriormente masculinas: a Rainha Herodes, a Rainha Kong, as Irmãs Kray e a irmã gémea de Elvis. (Smith.)

Cada poema é uma luta contra a supremacia masculina, uma tentativa séria de emancipação das mulheres. As mulheres ultrapassaram os homens e a sua violência, sobretudo através de mitos ou do humor.

*Figuras históricas*

## Sra. Fausto

Embora "Mrs Faust" se baseie na obra Dr Faustus de Christopher Marlowe, discute os aspectos materialistas da vida moderna, utiliza uma linguagem e imagens modernas e sublinha a igualdade entre homens e mulheres. A vida acelerada e o sucesso rápido do casal reflectem-se no ritmo e nas frases curtas. As primeiras linhas mostram uma relação de igualdade. O seu sucesso culmina com um doutoramento, mas não têm filhos. O sentido, ou melhor, a falta de sentido das suas vidas traduz-se em bens materiais:

> Carros velozes. Um barco com velas.
>
> Uma segunda casa no País de Gales.
>
> Os brinquedos mais recentes - computadores, telemóveis.
>
> Rico. (Duffy 23)

O seu estilo de vida caracteriza-se por um ritmo frenético sugerido por "carros rápidos", "computadores" e "telemóveis". No entanto, são incapazes de alcançar a prosperidade espiritual.

A primeira fraqueza na relação conjugal é a descrição que Mrs Faust faz do seu marido como "esperto, ganancioso, ligeiramente louco" (Duffy 23). Ela partilha as mesmas características do marido, pois diz: "Eu era igualmente má" (Duffy 23). O seu amor pela vida materialista destrói o seu casamento:

> Eu adorava o estilo de vida, não a vida.
>
> Ele amava a fama, não as mulheres (Duffy 23).

A relação de contraste entre "lifestyle and kudos" e "life and wife" sublinha a superficialidade do seu pensamento e a falta de sentido da sua vida conjugal. A repetição de "cresceram para amar" reflecte o culto do materialismo, o tédio do casamento e a falta de compreensão mútua. Já não são parceiros: Fausto procura prostitutas para satisfazer os seus desejos sexuais, enquanto ela, não sentindo

ciúmes, recorre a remédios espirituais como "yoga, t'ai chi, feng shu, terapia,

irrigação do cólon" (Duffy 24). Fausto não está satisfeito com tudo o que tem e

de que se gaba, ou com a satisfação dos seus desejos através das prostitutas. "Ele

queria mais" (Duffy 24). Além disso, a depravação de Fausto afecta outras

pessoas. Ele:

> investiu em bombas inteligentes, em danos,
>
> Fausto lidava com armas.
>
> Fausto entrou profundamente e voltou a sair.
>
> Comprou quintas e clonou ovelhas. Fausto navegou na Internet
>
> Para pessoas que pensam como Bo Peep. (Duffy 25-6)

Fausto representa os políticos e os empresários corruptos, os prostitutos e os mulherengos

que podem prejudicar outras pessoas mesmo que não vendam a alma ao diabo. Ele está

pronto a causar mortes em massa através do tráfico de armas mortais, como bombas

inteligentes, ou de alimentos geneticamente modificados feitos de ovelhas clonadas. Ele

navega na Internet para atrair inocentes raparigas "Bo Peep" que pensam da mesma maneira.

A Sra. Faust, por outro lado, que é tão má como o marido, desfruta ao máximo do seu estilo

de vida. Faz um lifting à cara, aumenta os seios e aperta as nádegas. Até faz uma viagem à

China, Tailândia e África e adquire conhecimentos.

A ambição de Fausto leva-o a fazer um pacto com Mefistófeles para vender a sua

alma em troca de prazeres materiais. Fausto descobre que tudo o que desfrutou e alcançou

desaparecerá, pois Mefistófeles, ou "o rapaz do diabo" (Duffy 27), virá "colher o que

semeei" (Duffy 27). A Sra. Fausto ouviu "o silvo de uma serpente" (Duffy 27), que é uma

sinédoque, uma vez que se refere ao demónio. Fausto é arrastado para o inferno apenas para

deixar tudo, todos os objectos materiais, à Sra. Fausto, cujo comentário é não só chocante mas também assustador: "C'est la vie" (Duffy 28). Por mais breve que seja o comentário, ele é incisivo. Ela recapitula a representação material da vida moderna numa breve declaração. Não faz o luto pelo marido. Pelo contrário, ri-se dele: "Continuo a guardar o segredo de Fausto, o bastardo inteligente, astuto e insensível que não tinha alma para vender" (Duffy 28). As últimas linhas são uma tirada mordaz contra um marido que morreu tão tarde na vida e que, apesar de materialista e corrupto, deixou uma fortuna à viúva. Isto mostra até que ponto a vida conjugal foi esvaziada de sentimentos e de cuidados mútuos.

### Sra. Darwin

Enquanto "Mrs Aesop" satiriza um homem de letras, "Mrs Darwin", que se segue a "Mrs Aesop" em *The World's Wife*, critica um homem de ciência. Ambas as áreas da vida, supostamente dominadas por homens, nomeadamente a literatura e a ciência, são sujeitas a uma tirada mordaz por parte das mulheres. O contexto em que os animais são discutidos em "Mrs Aesop" continua em "Mrs Darwin". Duffy refere-se a este facto dizendo: "'Mrs Darwin', está num jardim zoológico, depois dos animais de Esopo" (Wood).

> 7 de abril de 1852.
>
> Estávamos no jardim zoológico.
>
> Eu disse-lhe.
>
> Há qualquer coisa naquele chimpanzé que me faz lembrar de
>
> ti. (Duffy 20)

A oradora troça de Charles Darwin, o cientista e também o ser humano. Ela põe em dúvida a teoria da evolução, que afirma que os macacos são a origem da espécie humana, e reduz esta a uma mera semelhança com um chimpanzé:

> Assim, "Mrs Darwin" tem origem num jardim zoológico, com o comentário desdenhoso e casual de uma esposa escrito num diário, gozando com a grande figura vitoriana, mas também recordando a atenção que a crítica de género presta aos

diários como um espaço privado feminino que permite um contra-discurso íntimo.

("Barring Skills")

Darwin, o homem, é satirizado de forma humilhante, pois é comparado a uma cara feia que lhe nega qualquer atrativo. As palavras rimadas "zoo" e "you" acentuam a semelhança animal que a oradora quer incutir no marido e no leitor.

*Figuras bíblicas*

## Dalila

Dalila, uma personagem do Livro dos Juízes 16 da Bíblia hebraica (artigo da Wikipédia: "Dalila"), foi muitas vezes mal compreendida e estereotipada:

A primeira parte da "autobiografia" de Amit é, de facto, sobre leituras e a história da leitura e da má leitura de Dalila, com um panorama particularmente útil do seu aparecimento na arte visual europeia. Também sublinha a verdade de que tornar-se uma figura imortal é sofrer os preconceitos da "tradição", tornar-se um estereótipo, ou mesmo mais do que um estereótipo. (Davies 19)

Duffy luta contra estes estereótipos. Subverte as interpretações erróneas e os estereótipos de longa data de Dalila que lhe foram impostos ao longo da história.

A perturbação psicológica que invade o poema reflecte-se na extensão irregular das estrofes, no enjambment e na inconsistência da rima e da métrica. O poema começa com Dalila e Sansão na cama. A primeira linha, "Teach me, he said" (Duffy 28), dá a impressão de que Dalila é superior a Sansão. A sua reação de mordiscar o lóbulo da orelha não o atrai sexualmente. No segundo verso, é construída a imagem de um Sansão bíblico e corajoso:

Posso arrancar o rugido da garganta de um tigre, ou gargarejar

com fogo

ou dormir uma noite inteira na caverna do Minotauro ou

arrancar o pelo de um urso - tudo apenas para um teste de

coragem.

Não há nada de que eu tenha medo. (28)

Duffy pinta o quadro de um Sansão imprudente, ousado como é, que quer exibir-se. Encoraja Dalila a acreditar que ele é todo-poderoso; no entanto, Duffy sublinha a sua ousadia, pois não tem medo de nada. No terceiro verso, torna-se claro o quanto Sansão precisa de cuidados e de ternura: "he guided my fingers over the scar" (28). No entanto, ela não se comporta como uma mulher tradicional que poderia acariciar as suas feridas com ternura e cuidado. Pelo contrário, considera necessário não lhe tocar com carinho, "tenho de ser forte" (28). A quarta estrofe, que começa com "He fucked me again" (28), contrasta fortemente com a estrofe anterior, que sublinha a falta de cuidado e de amor por parte de Dalila. A relação sexual é naturalmente desprovida de amor, o que se reflecte na "darkkening hour" (28). A estrofe termina com uma referência sarcástica a Sansão como "o meu guerreiro" (28), que em breve jaz inconsciente "no chão" (29).

A tensão aumenta à medida que ela vai buscar a tesoura e prende a corrente à porta. O poema termina com a vingança de Dalila sobre si própria e sobre as mulheres em geral: "Depois, com mãos deliberadas e apaixonadas, cortei-lhe cada madeixa de cabelo" (29). A premeditação é sublinhada pela palavra "todas", que mostra o quanto ela gosta de destruir o símbolo do poder de Sansão. A palavra "cortar" transmite a imagem de um homem desmembrado, que já não pode reclamar o domínio da mulher.

**Salomé**

Tal como os outros cinco poemas de *The World's Wife*, Salomé, o título e o nome da oradora, é sobre uma figura bíblica. A Bíblia conta-nos que Salomé, depois de ter dançado na festa de aniversário de Herodes e de ter sido incitada pela sua mãe Herodíades, pediu que lhe dessem a cabeça de João Batista numa bandeja. O poema começa com Salomé deitada na cama e comentando a cabeça que estava ao seu lado na almofada. O poema revela uma personagem forte e sólida, mas ontologicamente inadaptada à vida normal. As quatro

estrofes do poema têm duração variável e a rima não é fixa, o que contribui para o tom de

desordem. Os versos iniciais "I've done it before/ (and doubtless I'll do it again,/ sooner or

later)" (Duffy 56) pintam uma imagem negativa da oradora e dificultam a

comunicação/empatia do leitor com ela. A descrição física do homem que matou realça uma

relação fria baseada apenas no sexo. Ela nem sequer sabe o nome dele: "Estranho. Como é

que ele se chamava?" (Duffy 56). O que lhe interessa é punir os homens em geral,

independentemente do indivíduo. Apesar de ter uma cabeça separada do corpo, pensa numa

refeição: "I knew I'd be better/for tea, dry toast, not better" (Duffy 56). A sua vida é

desprovida de qualquer sentimento em relação aos homens; esquece mesmo o nome do

homem que foi decapitado.

O crescendo de ódio contra as mulheres e os homens atinge o seu clímax nas linhas

finais, que dão a impressão de que Salomé tem as suas emoções sob controlo e não se

preocupa minimamente com as suas vítimas, que ela vê como vítimas:

> Era altura de nos livrarmos do vilão, do bandido ou do mordedor que
>
> tinha vindo para a cama de Salomé como um cordeiro para o
>
> matadouro.
>
> No espelho, vi os meus olhos a brilhar. Virei para trás os lençóis
>
> vermelhos pegajosos, e ali, como eu disse - e a vida é uma cabra -
>
> estava a cabeça dele numa bandeja. (Duffy 57)

Blighter, beater e biter formam uma imagem feminista da vítima/sacrifício que se justapõe à

parábola do cordeiro. A cena sangrenta é ilustrada por estas palavras: matança, vermelho e

cabeça. O brilho dos olhos pode indicar os poderes mortais da Medusa, o que intensifica o

sentimento de vingança. Tanto na versão de Oscar Wilde como na de Duffy da história de

Salomé, a protagonista é associada à deusa pagã Cibele, que, tal como Salomé, tendia a

destruir a sexualidade masculina para preservar a virgindade da mulher. "Estudiosos como

Christopher Nassaar salientam que Wilde utiliza uma série de imagens favorecidas pelos poetas reais de Israel, e que se diz que a lua se refere à deusa pagã Cibele, que, tal como Salomé, estava obcecada com a preservação da sua virgindade e, por conseguinte, se deleitava com a destruição da sexualidade masculina" (*colaboradores da Wikipédia*, "Salomé"). O facto de a cabeça estar deitada num tabuleiro mostra que isto foi feito deliberadamente. A atmosfera sangrenta reflectida nos "lençóis vermelhos pegajosos" sublinha a sua insensibilidade e transmite a mensagem de que os homens, que antes objectivavam as mulheres, estão agora expostos ao olhar objectivante das mulheres.

### Rainha Herodes

Duffy revisita a história bíblica para mostrar que não foi o rei, mas sim a rainha Herodes que ordenou o assassínio dos inocentes para proteger não o trono, mas o coração da sua filha bebé. Esta reinterpretação da Bíblia é simultaneamente um testemunho da crueldade do amor maternal e uma indicação de que a rainha corresponde perfeitamente às qualidades implícitas no apelido que adquiriu. Duffy utiliza técnicas semelhantes em *The World's Wife* para recontar histórias familiares a partir de uma perspetiva feminina, em alguns casos esbatendo ou mesmo invertendo completamente as fronteiras entre os papéis tradicionais de género que existem nas relações que explora (Day).

No início do poema, que faz lembrar a "Viagem aos Magos" de T. S. Eliot, a rainha Herodes pinta um quadro de inverno e apresenta as três convidadas: "O 'gelo nas árvores' (Duffy 7) e as 'peles' sublinham o ambiente duro e frio. As rainhas estrangeiras são "acentuadas" e o exótico mistura-se rapidamente com o erótico quando a rainha

Herodes repara nos seus "vários peitos suados e ofegantes" (Duffy 7). Não tinham seguido uma estrela, como os sábios bíblicos, mas um "guia e um rapaz". As rainhas trouxeram presentes em troca dos seus luxuosos alojamentos e opulentas diversões. Há um claro sentimento de ligação entre elas e a rainha Herodes. Ficam acordadas até à "amarga madrugada" (Duffy 7), enquanto os outros, incluindo o "bêbado" Herodes, dormem" (Woods). A "madrugada amarga" é um prenúncio do perigo que se aproxima da filha.

As três rainhas viram a filha adormecida e cada uma delas ofereceu-lhe um presente. A estrela-do-mar da rainha negra anunciava a nova estrela penetrante, que se referia ao futuro marido da filha e às relações sexuais, um ato que não agradava à rainha Herodes. Por isso, ela disse: "Nenhum homem, eu jurei, / Fará com que ela derrame uma lágrima, / Um pavão chorou lá fora" (Duffy 8).

No folclore europeu, o grito do pavão é um presságio do mal. O galo cantou quando Pedro negou Cristo pela terceira vez. O galo cantou quando Pedro negou Cristo pela terceira vez, e há uma sensação clara de que Duffy está a juntar aqui ideias de traição. O homem que jura fidelidade acaba por trair a mulher em que a sua filha se torna, tal como um homem que jurou fidelidade a Cristo o traiu. (Woods)

O poema sugere e estabelece paralelos entre as acções dos homens e as reacções das mulheres. Além disso, a rainha Herodes não poupará nenhum bebé do sexo masculino. Por conseguinte:

> À meia-noite, as estrelas tremulantes agitavam-se num céu
> nervoso.
> Orion a sul
> Sabia como as coisas funcionavam, já tinha visto, não tinha
> visto, e depois tinha visto tudo: o cão ganidor Star está no seu
> encalço. No alto do oeste
>
> Um W. cravejado de diamantes.
> E depois, como previsto, sem pudor, sem vergonha, exultante
> no Leste... e azul...
> A estrela do amigo. (Duffy 8)

As alusões míticas apoiam a exigência feminista de igualdade de direitos, fornecendo uma resposta feminina a cada ato de poder masculino:

> A resposta indiferente de Oríon, que "já viu tudo", lembra-nos não só um cosmos indiferente aos assuntos humanos, mas também que o próprio Oríon foi transformado numa constelação depois de Ártemis lhe ter lançado um escorpião por ter tentado violar Opis, o seu servo. Outra constelação, Cassiopeia, é mencionada no "Ocidente", em contraste direto com "A Estrela do Namorado" no Oriente. Ela é introduzida pela aliteração "impudente, ousada, flutuante.../ e azul", que resume a bravata do homem tão temido pela rainha Herodes. Cassiopeia vangloriava-se de que a sua beleza ultrapassava a de Hera, pelo que Poseidon a transformou numa constelação.
> (Florestas)

O poema termina com a convicção inabalável de que as mães devem fazer tudo o que puderem para proteger as suas filhas dos homens:

> Andamos pelo sangue
>
> Para as nossas raparigas adormecidas.
>
> Temos punhais como olhos.
>
> Por detrás das nossas canções de embalar,
>
> Os cascos dos terríveis cavalos
>
> Trovão e tambor. (Duffy 9)

Imagens antitéticas sublinham as acções cruéis das mães contra eventuais pretendentes/atacantes. A imagem acústica/visual de uma torrente de sangue através da qual se preparam para atravessar é justaposta à imagem de uma filha a dormir. Mais uma vez, os sons suaves que acompanham uma canção de embalar são contrastados com os sons aterradores dos cavalos; os cascos são comparados a trovões e tambores. As fêmeas estão preparadas para o ataque.

## Sra. Lazarus

Trata-se de um poema de oito estrofes, cada uma com cinco versos, escrito em verso livre. O mito e a história são remodelados pela Sra. Lázaro, que, apesar de não ser mencionada na história bíblica original, representa a lealdade feminina. O poema trata do luto, da lamentação e da tristeza pela morte de Lázaro; mostra também como superar o luto para que a vida possa continuar. Duffy afirma que:

Morreu e foi ressuscitado por Jesus. Penso que no

Na passagem bíblica original, ele esteve morto durante três dias. No meu poema diz

muito mais longo, mas o poema é sobre a perda, a dor e o luto e

perder alguém que se ama. Mas também é sobre o tempo e a mudança e como, com o

tempo, até o sofrimento mais terrível pode ser curado ou caminhar para a cura

(Wood).

A Sra. Lazarus aceita a morte do marido, ultrapassa a dor e tenta começar de novo.

O primeiro verso está repleto de sentimentos tristes da Sra. Lázaro, mostrando uma profunda tristeza:

Eu tinha-me lamentado. Chorei durante uma noite e um dia

sobre a minha perda, arrancou o pano com que me casei dos meus

seios, uivou, gritou, arranhou

nas lápides até as minhas mãos sangrarem, sufocando o seu nome uma

e outra vez, morto, morto (Duffy 50).

A dicção retrata uma atmosfera sombria que se adequa à casa sombria da Sra. Lazarus. Palavras como "luto", "choro", "perda" representam uma reação interior e passiva de tristeza, enquanto "lágrima", "uivo", "grito", "garra", "sangrar" e "sufocar" enfatizam a progressão dessa reação, que assume formas visíveis e tangíveis. Ao crescendo criado pela ferocidade animalesca sentida na imagem acústica de uivos e gritos e na imagem visual de garras nas lápides com as mãos a sangrar, sobrepõe-se a verdade crua de que está "morto, morto", o que é ainda mais enfatizado pela anáfora.

A estrutura das frases da segunda estrofe reflecte um eu disperso que passou por uma experiência dolorosa, nomeadamente a perda do marido. As frases são curtas, o que transmite a sensação de uma faca afiada. A palavra "metade", a meio da estrofe, simboliza a separação total do marido morto. A sensação de isolamento é acentuada pela referência anacrónica a "fatos escuros" metidos em "bolsos pretos", o que leva a pensamentos suicidas expressos em "noosed the double knot of a tie around my bare neck" (50).

O terceiro versículo caracteriza-se por uma linguagem religiosa e apresenta a ressurreição de Lázaro por Cristo. No entanto, sublinha a impossibilidade de recuperar uma relação perdida no nosso tempo, uma vez que Cristo já não está presente. [1]Ela "aprendeu as fases do luto, o ícone do meu rosto/ em cada quadro desolado" (50). O facto é que o marido está enterrado há meses e o milagre da ressurreição desvanece-se cada vez mais, até se tornar uma "fotografia" na mente da Sra. Lazarus, o que é outra alusão anacrónica.

A última palavra da terceira estrofe, "go", é repetida no início da quarta estrofe, indicando que a sua memória será rapidamente esquecida. A referência ao "último cabelo da sua cabeça", que "escorria de um livro" (50), mostra que a ressurreição é impossível. A sua presença física reduz-se, como sublinha a mulher, "ao pequeno zero que guarda o ouro do meu anel" (50). A quinta estrofe aprofunda o sentimento de ausência física, pois o marido é visto como uma "lenda, linguagem" (50). Ele é mítico e só é mencionado como um nome. Ela sublinha a sua fidelidade, pois não procura companhia masculina antes de passados meses e de ele se ter tornado uma "memória".

A sexta estrofe mostra a mulher a embrulhar-se uma noite "num xaile de ar puro" (Duffy 51) e a maravilhar-se com a ponta da lua que aparece no céu. Esta imagem tranquila e romântica é perturbada pelo ruído de uma lebre a bater e por aldeões que correm para ela, gritando. Esta mudança brusca, pormenorizada e cristalizada na sétima estrofe, prepara o aparecimento inesperado do marido ressuscitado. Os adjectivos utilizados para descrever os mexeriqueiros acentuam a pungência do que lhe vão dizer: O rosto do ferreiro tem "uma luz manhosa", o do estalajadeiro "olhos estridentes", e a multidão tem "sabor quente" e "mãos súbitas" (51).

Duffy emprega os seus dispositivos preferidos de epítetos figurativos ("the sly light") e sinestesia ("shrill eyes"), bem como aliteração ("blacksmith... barmaid... camp") ao descrever as expressões mais desagradáveis de schadenfreude e ao descrever os sentimentos dos aldeões acerca dos seus atributos físicos. Particularmente vívido é o "odor quente" da multidão, um monossílabo que capta na perfeição o cheiro acre da excitação suada (Geddes71).

Agora tem de arcar com as consequências:

> Ele sobreviveu. Eu vi o horror na cara dele.
>
> Ouvi a canção louca da sua mãe. Respirei o seu fedor; o meu noivo na sua mortalha apodrecida, húmido e desgrenhado da mastigação mole da sepultura, coaxando o seu nome traído, deserdado, caído do seu tempo (51).

O último verso está repleto de conotações negativas, ilustradas por uma tripla imagem: visual, auditiva e olfactiva. A aparência miserável do homem é habilmente encenada com palavras como "horror", "mortalha podre" e "desgrenhado". A sua presença hedionda é acentuada pela "canção louca da mãe", pelo hálito da mulher e pela metáfora da sepultura como uma boca que o mastigava e cuspia. Além disso, o seu odor, expresso em palavras como "fedor", "putrefação" e "humidade", sublinha o facto de ter ressuscitado prematuramente. A cacofonia em "croaking" e "cuckold" sublinha a sua presença indesejada, sobretudo porque foi "cuckolded" e está agora "out of his time".

*Figuras mitológicas*

## Medusa

"Medusa", de Duffy, é o único poema desta secção que não tem como modelo um estereótipo masculino.

> A Medusa é uma figura feminina cujo poder e tragédia estão indissociavelmente ligados. Tradicionalmente, a bela Medusa é desfigurada pela vingativa Atena depois de Poseidon ter dormido com ela. Na representação de Duffy ("Medusa", TWW, pp. 40-1), o seu rosto petrificante emerge do interior da bela criatura, uma distorção psicológica que se torna visível como resultado de uma reflexão sobre "uma suspeita, uma dúvida, um ciúme" acerca da traição masculina, o "homem perfeito, o deus grego" que vai "partir, trair-me, ir embora de casa". Assim, ela é transformada não só no oposto da beleza, mas também no poder que pode transformar em pedra tudo aquilo para que olha, até mesmo uma abelha a zumbir. (Michelis e Rowland 53)

No seu volume *The World's Wife*, o riso sarcástico que caracteriza o seu tom crítico não se perdeu. O poema apresenta incoerência na extensão das estrofes, dos versos e da rima, reflectindo o estado perturbado da mente de Medusa. Os sentimentos doentios reflectem-se no primeiro verso, cristalizando a imagem de um monstro interior que não é menos cruel e assustador do que o exterior monstruoso que a Medusa veste. A sua mente alberga este monstro interior que se alimenta de "uma suspeita, uma dúvida, um ciúme" (Duffy 40).

A Medusa, com a cabeça cheia de "cobras sujas", fumega de raiva porque sabe que o seu amante/marido "'vai trair-me, afastar-se de casa" (Duffy 40). A transformação física que resulta do abandono representa uma defesa feminista:

> O hálito da minha noiva azedou, cheirando mal nas bolsas cinzentas

dos meus pulmões. Agora tenho uma boca má, uma língua má e

dentes amarelos.

Tenho lágrimas de bala nos olhos (Duffy 40).

Palavras como "azeda, fedorenta, cinzenta, preguiçosa, com presas e bolas" ilustram a

hediondez da Medusa. Agora ordena ao amante/marido que "tenha medo", o que indica que

dá rédea solta à sua raiva e transforma tudo o que vê numa forma de pedra: "O facto de

passar da abelha ao pássaro, ao gato, ao porco e ao dragão mostra que a sua raiva é cada vez

maior: Estes actos aleatórios de destruição não a satisfazem. Estes actos aleatórios de

destruição não a satisfazem, apenas a conduzem a fins maiores e mais poderosos, até que ela

parece imparável" (Geddes 56). A frase final "Look at me now" (Duffy 41) sublinha o poder

da Medusa, que lhe permite vingar-se dos homens. A Medusa representa as mulheres que

passaram por uma provação numa sociedade dominada pelos homens e que, por essa razão,

dedicam a sua vida à luta.

### Da Sra. Tiresias

Neste poema, Duffy une habilmente os dois sexos numa só pessoa, com o sexo

feminino a interferir com as características masculinas de tal forma que Tirésias, enquanto

homem, sofre mudanças específicas de género e é finalmente declarado uma mulher de

pleno direito. Ao fazê-lo, Duffy desmente o mito de Tirésias e vinga Hera, que,

contrariamente à opinião de Zeus, acreditava que os homens sentiam mais prazer nas

relações sexuais do que as mulheres, e foi confundida por Tirésias, que dizia que as mulheres

sentiam mais prazer nas relações sexuais do que os homens. Lorna Hardwick, no seu ensaio

"'Shards and suckers': contemporary receptions of Homer", afirma que Duffy "reexaminou

os paradigmas homéricos e mitológicos na perspetiva da mulher

participantes, incluindo "Mrs Tiresias"... Os poemas de Duffy acrescentam um toque de

humor negro à exploração de vozes silenciadas e figuras marginalizadas na literatura grega"
(346).

O "Tiresias" de Duffy faz lembrar o "The Waste Land" de Eliot, e o mesmo toque
feminista é evidente:

> Do mesmo modo, o Tirésias de Duffy está muito longe do enigmático velho cego
> com seios femininos de T.S. Eliot, "a latejar entre duas vidas" (Eliot 1963, 71).
> Encolhe-se num travesti patético que acerta no corpo mas erra na voz e geme com
> dores do período. O início de "Mrs Tiresias" dramatiza a surpresa da mulher com
> uma ironia realista: "All I know is this:/he went out for his walk a man and came
> home female" (Duffy 14). ("Baring Skills")

As primeiras linhas sublinham um facto que é tão óbvio e, no entanto, tão chocante.
Não é assim tão simples que um passeio ao ar livre provoque uma perturbação da identidade
de género. É antes uma maldição, cuja causa é desconhecida, que provoca uma mudança
transexual. Esta maldição, que de certa forma está relacionada com a menstruação, é predita
na personificação de "um trovão baixo" que a mulher ouve de manhã cedo. Embora esta
previsão seja útil para preparar tanto a mulher como o leitor para a mudança, não diminui o
choque: "The eyes were the same/But in the shocking V of the shirt were breasts" (Duffy
14). A mulher desmaiou, mas rapidamente se apercebeu de que "a vida tem de continuar"
(Duffy 14).

A mulher tenta compreender a mudança e começa a apoiar o marido sem sexo, que
com o tempo se habitua de tal forma ao seu novo estatuto que "envia uma carta às
autoridades competentes exigindo doze semanas por ano de licença menstrual totalmente
paga" (Duffy 15). Este é o ponto culminante da mudança, uma vez que a menstruação é uma
caraterística física especificamente feminina que não pode ser adquirida pelos homens. Para
Tirésias, é mais doloroso palpitar

No entanto, no primeiro, Tirésias optou pelo mundo das mulheres:

> Depois da separação, eu dava-lhe uma olhadela
>
> Na estrada e em movimento
>
> Entrada em restaurantes de luxo
>
> Nos braços de homens poderosos... (Duffy 15)

As linhas acima descritas pintam a imagem de uma prostituta que está ao serviço de "homens poderosos". À primeira vista, este retrato humilhante das mulheres pode sair pela culatra e fazer mais mal do que bem à teoria feminista, mas um olhar mais atento revela que a prostituição física é uma prática desumanizante imposta às mulheres; no entanto, os homens praticam por vezes voluntariamente a prostituição metafórica.

Para completar a sua mudança de género, aparece por vezes em programas de televisão: "Dizer às mulheres lá fora/ Como, sendo ele próprio uma mulher,/ Ele sabia como nos sentíamos" (Duffy 15). Nada é perfeito, porque ele nunca acertou na voz. Há ainda uma diferença que o caracteriza como um estranho que está a invadir o mundo das mulheres e que não sabe nada sobre ele. As linhas finais mostram o melhor da flexão de género. Mrs Tiresias, uma lésbica sentada com o seu amante e o seu marido sem género, sente-se confusa e desconfortável: "And then I noticed his hands, her hands/The clash of their sparkling rings and painted nails" (Duffy 16). A imagem auditiva criada pelo choque de jóias aponta para uma imagem psicológica mais profunda de confusão e raiva, ilustrada por palavras tão deslumbrantes como "sparkling" e "painted"; é impossível dizer qual é qual.

### Sra. Sísifo

O tema principal do poema é a total futilidade da vida conjugal, uma vez que o marido se dedica ao seu trabalho, negligenciando a sua mulher. Em "Mrs Sisyphus", o marido é retratado como a parte negativa, "estúpido e egocêntrico" (Peukert 4). A locutora exprime a sua raiva através de uma rima masculina e de uma meia-rima que, quando pensadas em profundidade, transmitem uma sensação de irritação. "O poema é particularmente caracterizado pelo uso de diferentes tipos de efeitos sonoros" (Strachan e Terry 70). Sobre as belezas da rima, Jeffrey Wainwright diz:

"Por vezes, podemos deliciar-nos com um excesso maravilhoso, como num poema como

Mrs Sisyphus" (1999), de Carol Ann Duffy (1955-), que brinca alegremente com as palavras "jerk", "kirk", "irk", "berk", "dirk", "perk", "shriek", "cork", "park", "dork", "gawk", "quirk", "lark" e "mark" (106).

O som dominante do "k" dá a impressão de um estalar de chicote, o que realça a raiva da senhora Sísifo. Além disso, a repetição do mesmo som na rima final sublinha o tédio que Sísifo sente devido à sua tarefa constantemente repetitiva e que a senhora Sísifo está destinada a ser negligenciada pelo marido.

O efeito onomatopaico pode ser observado em palavras como "kreischen" e "quäken", que visualizam o ruído desagradável da Sra. Bach e sublinham a raiva das mulheres. Por outro lado, "pop" cristaliza onomatopéicamente a imagem esperada de uma refeição familiar quente, cuja ausência faz a Sra. Sísifo chorar: "What good is a perk, I scream, / if you don't have time to open a cork / or even just go for a walk in the park? (Duffy 21). Mrs Sisyphus está tão confusa que tem "uma atitude muito confusa em relação à sua

as ambições do marido" (Gordon 109). Ela não aceita totalmente os benefícios do trabalho dele, mas questiona a sua utilidade quando o impede de tomar uma bebida com ela ou de ir passear.

A senhora Sísifo espera por uma resposta positiva depois de ter descrito o marido no trabalho, aludindo às pessoas que se juntaram para lhe fazer caretas, realçadas pela aliteração em "folk, flock" (Duffy 21). Ele não lhes presta atenção, mas ladra à lua porque não consegue livrar-se da pedra que tem de carregar montanha acima. A senhora Sísifo comenta as reacções negativas do marido com uma falta de compreensão:

> E o que é que ele diz?
>
> Não te deves esquivar -
>
> Afiado como um falcão, esguio como um tubarão
>
> Não te deves esquivar! (Duffy 21)

A tenacidade do marido torna-se evidente na sua declaração: "Não me devo esquivar". Ele assumirá a sua responsabilidade, o que é sublinhado pela sua agudeza como um falcão e a sua vivacidade como um tubarão; símiles que reflectem a sua persistência e resistência, respetivamente.

Para enfatizar a amargura e a humilhação que sente, a Sra. Sísifo fala das suas preocupações com outras mulheres:

> Mas eu deito-me sozinho no escuro,
>
> sentir-se como a mulher de Noé
>
> enquanto martelava a arca;
>
> como a Sra. Johann Sebastian Bach.
>
> A sua voz transformou-se num grito, o meu sorriso num
>
> sorriso irónico;
>
> enquanto, na escuridão profunda da colina, ele dá cem por
>
> cento e mais ao seu trabalho. (Duffy 21-2)

As figuras históricas e mitológicas masculinas são utilizadas para ilustrar o tratamento injusto que as mulheres sempre sofreram. Neste sentido, diz Alderman, "Sísifo, Noé e Bach tornam-se maridos viciados em trabalho contemporâneos, e o colapso irónico da diferença histórica cria a reivindicação política mais ampla da opressão universal e intemporal das

mulheres" (59).

## Sra. Midas

Com base na teoria do texto-mundo, Mrs Midas tem uma relação semântica

intertextual com a história do Rei Midas de Ovídio nas *Metamorfoses* (Ziolkowski 200). Em

*Metamorfoses*, Livro XI, foi concedido ao Rei Midas um desejo, nomeadamente que tudo o

que tocasse se transformasse em ouro. O seu desejo acabou por ser uma maldição, pois a sua

comida e bebida transformaram-se em ouro. A seu pedido, o desejo foi-lhe novamente

retirado. A sua estupidez não se ficou pelo desejo maldito, mas cometeu outro erro ao

declarar Pan o vencedor de um concurso de música entre Pan e Apolo. Como castigo, Apolo

dá-lhe orelhas de burro (*SparkNotes Editors*). Neste poema, Duffy revisita e reconta a

história do Rei Midas para descobrir algo escondido ou para realçar algo surpreendente no

familiar. Como Duffy disse no *Singapore Writers Festival 2013*, em *The World's Wife*, ela

quer simplesmente explorar contos de fadas, mitos, histórias, episódios da história e

personagens da cultura popular que lhe foram ensinados na escola e que tomaram forma

principalmente na sua imaginação como escritora. ("The World's Wife: Mrs Midas - Carol

Ann Duffy @ SWF 2013")

O poema começa com a Sra. Midas sentada na sua cozinha a desfrutar da
domesticidade. Começa a descontrair-se na cozinha enquanto prepara o jantar e fica confusa
com o que está a acontecer, exprimindo o seu desespero ao dizer: "Em nome de Deus, o que
é que se passa?" (1.18) A sua confusão transforma-se em medo quando se apercebe de que
pode ser transformada em ouro a seguir, mas no final o ambiente transforma-se em nostalgia
e arrependimento quando a narradora se lembra de que sente mais falta de tocar no marido.
Como refere Duffy:
        Embora esteja aborrecida e desesperada com ele, também está apaixonada

        por ele - "éramos apaixonados na altura ... desembrulhávamo-nos um ao

        outro como se fossem presentes". E o egoísmo dele acabou com o amor deles.

        É disso que trata este poema: o egoísmo destrói o seu casamento (Duffy,

        www.sheerpoetry.co.uk ).

(Naylor e Wood 91).

Os versos iniciais transmitem uma atmosfera calorosa e caseira, sugerida por palavras como
"relaxado" e "gentil", o que torna difícil adivinhar a mudança drástica que os versos
seguintes revelam.

Inicialmente, ela é incapaz de compreender a mudança, mas é assegurada pelas
imagens contrastantes de "escuridão", "luz" e "ouro": "A escuridão do chão parecia beber a
luz do céu, / mas o galho na sua mão era ouro" (Duffy 11). [2]O efeito da maldição é ainda
enfatizado pelo facto de o fondante d'automne se transformar numa lâmpada cintilante, as
maçanetas e as persianas cintilantes lembrarem-lhe o pano de ouro e Miss Macready. Na
linha que contém o campo de Cloth of Gold e Mrs Macready, Duffy diz

A Sra. Macready é a professora de História da Sra. Midas! E o campo de

O Pano de Ouro foi, tanto quanto me lembro, quando Henrique VIII era o

O rei francês, e tentaram superar-se um ao outro, mostrando o quanto

A riqueza que tinham. E porque Midas transforma tudo em ouro... há uma espécie de

nota escolar no poema. (madeira)

A maldição afectou o marido e criou uma atmosfera grotesca, pois ele sentou-se como um
rei com um rosto "estranho", "selvagem" e "vaidoso" e começou a rir. A comida é servida e
tudo aquilo em que toca transforma-se em ouro, para horror da mulher: "Naquele momento,
comecei a gritar" (Duffy 11).

A relação entre o marido e a mulher rompe-se e os dois separam-se devido a um
desejo/curso que põe em risco a vida do marido:

Obriguei-o a sentar-se

do outro lado da sala e a guardar as mãos para si,

tranquei o gato na cave. Perdi o telemóvel.

A sanita não me incomodou. (Duffy 11)

Estão separados psicológica e fisicamente. A mulher mantém uma distância tão grande entre

eles que têm camas separadas e protege o gato e o telefone, símbolos de domesticidade e

comunicação. Só ele tem acesso à casa de banho, símbolo de uma necessidade básica. O

ouro revela-se inútil e cria uma atmosfera tão sombria que o marido transforma "o quarto de

hóspedes no túmulo de Tutankhamon" (Duffy 11). Apesar de tudo ser feito de ouro, o quarto

é comparado a um túmulo. A separação fica completa quando ela o "conduziu para cima a

coberto da escuridão" (Duffy 12). Embora ele seja egoísta e estúpido, ela continua a pensar

nele e sente falta das suas mãos quentes na sua pele, do seu toque.

### Sra. Aesop

Embora o poema seja um monólogo dramático com um orador inspirado numa figura

mitológica que viveu em 600 a.C., é uma crítica ao mundo contemporâneo da poeta. Neste

sentido, Glennis Byron, no seu ensaio "Rethinking the Dramatic Monologue: Victorian

Women Poets and Social Critique", afirma

> [Os versos iniciais reproduzem muitas das características geralmente associadas ao
>
> monólogo dramático vitoriano; há o início abrupto que nos coloca no meio de uma
>
> situação, a presença de um ouvinte e a utilização de linguagem coloquial. Mas, por
>
> mais coloquial que seja, a voz garrulenta da senhora Esopo não se parece com a de
>
> uma mulher que viveu por volta de 600 a.C... esta é a representação que o poeta faz
>
> do sujeito falante e, mais uma vez, a crítica social pode ser dirigida às relações entre
>
> homens e mulheres no mundo do poeta. ( 96)

Mrs Aesop" é mais sobre a perda e a necessidade de amor do que sobre a crítica ao domínio

masculino. Ao criticar o comportamento do marido, a mulher quer restaurar uma relação

saudável. Numa entrevista, Duffy sublinha este ponto: "Ela quer menos histórias e mais

amor apaixonado. Quer que ele deixe de se pavonear e de ser convencido e que dedique mais

tempo à sua relação" (Wood). A própria Duffy sentia-se aborrecida com as histórias de

Esopo quando era criança; um sentimento que é realçado no poema.

O tédio resulta do carácter do marido, do seu comportamento fora de casa e do seu desempenho na cama. As primeiras linhas pintam um quadro de um marido aborrecido que é "pequeno", não parece "gentil", mas tenta "impressionar" (Duffy 19). Quando vão dar um passeio, ela está farta do comportamento reservado dele: "He would stand at our gate, looking, the jump" (Duffy 19). Ele presta atenção a tudo e a todos: um "rato tímido", uma "raposa manhosa", "uma andorinha", "uma gralha" e "burros" (19). A lista de animais mostra como o seu comportamento é incómodo. Chega mesmo a tomar nota de uma lebre adormecida e de uma tartaruga que rasteja e declara esta última a vencedora da corrida, pelo que a sua mulher lhe chama "parvalhão" (19). Ela fica furiosa porque acha as suas histórias aborrecidas:

> Que grupo étnico? Que uvas verdes? Que bolsa de seda, que orelha de porca, que cão na manjedoura, que peixe grande? Há dias em que mal conseguia manter-me acordada, porque a história corria para a sua própria moral. *As acções, Sra. A., falam mais alto do que as palavras.* (19)

A raiva da Sra. Aesop pelas histórias aborrecidas do marido reflecte um forte desejo de revitalizar a sua relação conjugal. Duffy mostra a mesma aversão pelas histórias de Esopo:

> As fábulas de Esopo sempre me desiludiram, e penso que isso se deveu à moral que é acrescentada no final. Ele tem de dar sentido às coisas e dizer-nos qual é o objetivo da história. Li o maior número possível de histórias e todas as referências à gralha que inveja o leão, à lebre e à tartaruga, às uvas verdes, etc., vêm das fábulas. Suponho que estou a olhar para a ideia de estar aborrecido com alguém, e os clichés - não se pode fazer uma bolsa de seda com uma orelha de porca - e por aí fora (Wood).

Duffy/o orador luta contra ideias aborrecidas que ameaçam relações tão sagradas e importantes como o casamento.

O tédio não só domina o carácter e o comportamento do homem, como também prejudica o seu desempenho sexual e o torna impotente, de tal modo que a rutura ameaça e paira sobre a relação. A senhora Esopo sublinha este facto, como que enumerando exemplos do seu comportamento defeituoso e aborrecido, e dá-lhe uma lição:

> E isso é outra coisa, o sexo
>
> era diabólico. Uma noite, contei-lhe uma fábula sobre um galo
>
> que não cantava, um machado afiado com um coração mais
>
> negro do que a panela que chamava a chaleira. *Corto-te o*
>
> *rabo, está bem?* disse eu, *tentando salvar a face.*

Isso calou-o. Eu ri-me por último e durante mais tempo. (19)

O sexo é descrito como diabólico, uma indicação clara da incapacidade dele para a satisfazer. Ela inverte a situação e conta-lhe uma fábula aterradora, na qual troça dele e o ameaça. O jogo de palavras com o "galo que não cantava" sublinha o fracasso total da sua relação sexual, e a descrição do galo, que na linguagem coloquial representa o pénis, como "pequeno" sublinha a ausência de prazer sexual. A antítese entre um pequeno imprestável e "um machado afiado" sublinha a dolorosa retribuição que lhe será infligida, cristalizada em palavras como "afiado", "afiado" e "cortado". A símile, que torna o seu coração mais negro do que o caldeirão, garante que ela não conhecerá misericórdia na execução do ato. O jogo de palavras em "tail" e "tale" sublinha a humilhação física e psicológica completa. O último verso mostra o contraste entre o silêncio humilhante do prisioneiro e a sua sonora e longa gargalhada, que confirma a sua vitória sobre ele.

# Conclusão

Através do monólogo dramático, Duffy deu às vozes marginalizadas das mulheres uma oportunidade de exprimirem os seus pensamentos, escondendo-se na maior parte das vezes atrás de figuras históricas, bíblicas e mitológicas masculinas. Através desta categorização, a crítica de Duffy abrange quase todos os estereótipos masculinos, tal como ela os vê. Em cada poema, são apresentadas duas imagens inevitavelmente antagónicas de homens e mulheres, do ponto de vista feminino, claro. E, de facto, no fundo, há duas outras imagens relevantes, mas diferentes, apresentadas através de um olhar masculino. A dicção, os padrões sonoros e as expressões idiomáticas são habilmente utilizados por Duffy para retratar vividamente as primeiras imagens.

A primeira secção inclui Mrs Faust e Mrs Darwin. A primeira, baseada num exemplo histórico-literário de um académico cuja busca de conhecimento o leva a praticar magia, critica a busca do materialismo, que destrói não só a vida conjugal mas a vida em geral. Fausto representa os homens de negócios e os políticos corruptos que apenas se preocupam com os seus próprios interesses. Duffy expõe a relação supostamente cordial entre marido e mulher e prova o contrário quando revela o segredo de Fausto, nomeadamente que ele "não tem alma para vender". A Sra. Darwin prova que o corpo dos homens pode ser objeto de um olhar objectificador feminino, apesar de todos os avanços científicos que possam ter feito. A teoria de Darwin é reduzida a uma semelhança entre o cientista e um chimpanzé, o que sugere uma nova crítica a Darwin enquanto homem.

Dois dos poemas - "Delilah" e "Salomé" - que se encontram na secção sobre figuras bíblicas não assumem uma aparência masculina. Demonstram a capacidade das mulheres para enganar os homens e provocar mudanças, sublinhando a superioridade das mulheres. Duffy subverte várias interpretações erróneas e estereotipadas de Dalila, que se vinga, e das mulheres em geral. "Salomé" sublinha o facto de a punição das mulheres poder ser cruel e insensível, independentemente do homem que é punido. Para Salomé, é importante destruir a sexualidade dos homens para preservar a virgindade das mulheres. Em "Rainha Herodes", a recontagem da história bíblica numa perspetiva feminina mostra que a rainha Herodes ordenou o assassínio de um inocente, não para proteger o trono, como conta a Bíblia, mas para proteger o coração da filha. A Sra. Lázaro sublinha o facto de uma viúva ser capaz de ultrapassar a dor da morte do marido e iniciar uma nova relação.

A última secção contém cinco poemas, quatro dos quais retratam esposas de figuras mitológicas: Sra. Tirésias, Sra. Sísifo, Sra. Midas e Sra. Esopo, com a Medusa a ficar sozinha. "Medusa" é a crítica de Duffy à traição dos homens às mulheres. O poema mostra como as mulheres podem ser abandonadas e traídas. "Mrs Tiresias" sublinha a supremacia da mulher sobre o homem, que degenerou de forma patética num travesti, numa prostituta; isto apoia a opinião de Hera de que os homens gostam mais de sexo do que as mulheres e resistem ao olhar objectificador do homem. "Mrs Sisyphus" mostra a futilidade da vida conjugal, especialmente quando o marido está ocupado com tarefas tão aborrecidas como as que Sísifo executa vezes sem conta. Outros maridos viciados em trabalho, como Noé e Bach, sublinham a opressão intemporal das mulheres. "Mrs Midas" prova que o egoísmo de um marido pode acabar com um casamento feliz. A crítica social em "Mrs Aesop" é dirigida ao mundo de Duffy, onde as mulheres de hoje sofrem com a perda e a necessidade de amor, tanto mental como fisicamente. *The World's Wife* de Duffy é um capítulo importante na sociedade feminista e uma peça notável da sua vida.

# Notas

[1] .    Via-sacra: Também conhecida como Via-sacra; uma série de 14 imagens ou

Esculturas que representam os acontecimentos da Paixão de Cristo, desde a sua condenação por Pôncio Pilatos até ao seu enterro.

(http://homepage.ntlworld.com/chris.thorns/resources/Duffy/CAD notes.htm#topofpage)


[2]    Este é o local onde    Henrique VIII, rei de Inglaterra, se encontrou com Francisco I, rei de

França. Encontraram-se

em Balingham, perto de Calais, de 7 de junho a 24 de junho de 1520, na esperança de cimentar a amizade entre

os dois países. O significado do campo com o pano dourado pode remeter para a aparência real de Midas, que

se refere à amizade temporária entre a Inglaterra e a França em 1520, enfraquecida após um combate de luta

livre entre Henrique e Francisco, em que Henrique perdeu. Ao transformar tudo em ouro, Midas é comparado

aos dois reis que tentaram superar-se em riqueza.

**Obras citadas**

*Alderman*, Nigel e S.D. Blanton, eds. *A Concise Companion to Postwar British and Irish Poetry*. West Sussex: Blackwell Publishing Ltd, 2009. impressão.

Aman, Yasser K.R. "Tearing up the Bowels of American Society Through Dramatic Monologue: A Study of Some Poems by Ai (1947-)" [Rasgando as entranhas da sociedade americana através do monólogo dramático: um estudo de alguns poemas de Ai (1947-)]. *The Journal of Languages and Translation*. Spec. Edição das *Actas da Terceira Conferência Internacional da Universidade de Minia:* "The Challenges Language and Culture Present to Globalisation" *2:3* (2006): 230-59. imprimir.

---. *Body Representation and Gender Reformulation: A Feminist Reading of Stevie Smith's Collected Poems*. Saarbrücken: LAP Lambert Academic Publishing GmbH & Co, 2012. impressão.

Benhabib, Seyla, e Drucilla Cornell. "Beyond the Politics of Gender" [Para além da Política de Género]. *Feminism as Critique: Essays on the Politics of Gender in Late Capitalist Societies*. Eds. Seyla Benhabib e Drucilla Cornell. Londres: Polity Press, 1987.1-15.Print.

Bordo, Susan R. *The Unbearable Weight: Feminism, Western Culture, and the Body* [*O Peso Insuportável: Feminismo, Cultura Ocidental e o Corpo*]. Califórnia: California University Press, 2003. impressão.

Butler, Judith. "Variation on Sex and Gender - Beauvoir, Witting and Foucault". *Feminism as Critique: Essays on the Politics of Gender in Late Capitalist Societies*. Eds. Seyla Benhabib e Drucilla Cornell. Londres: Polity Press, 1987. 128-142. imprimir.

---. *Undoing Gender*. Nova Iorque: Routledge, 2004. impressão.

Byron, Glennis. "Rethinking the Dramatic Monologue: Victorian Women Poets and Social

Critique". *Essays and Studies 2003: Victorian Women Poets*. Ed. Alison Chapman.

Cambridge: D. S. Brewer, 2003.79-98.Print.

---. *Monólogo dramático. The new critical idiom*. Londres: Routledge, 2003.

"Carol Ann Duffy. *British Council* . A Organização Internacional do Reino Unido para as

Relações Culturais e Oportunidades Educativas, 2011. n. pag. Web. 11 dez. 2011.

> http://literature.britishcouncil.org/carol-ann-duffy <

"Carol Ann Duffy". *The Poetry Archive*, n.d. Web. 22-8- 2013.

>  http://www.poetryarchive.org/poetryarchive/singlePoet.do?poetId= 11468 <

Davies, Philip R., editor. *First Person: Essays in Biblical Autobiography [Primeira Pessoa:*

*Ensaios sobre Autobiografia Bíblica]*. Londres: Sheffield Academic Press Ltd, 2002.

Davis, Kathy. "Embody-ing Theory: Beyond Modernist and Postmodernist Reading of the

Body". *Embodied Practices: Feminist Perspectives on the Body*. Ed. Kay Davis.

Londres: Sage Publications Ltd, 1997. 1-26. imprimir.

Day, Andrea. "Beauty is a Beast: Feminist Discourse in Carol Ann Duffy's "Mrs Beast"".

*The Journal of Student Writing* (2005) n. pag. Web. 5-2-2012.

>  http://www.lib.unb.ca/Texts/JSW/number27/day.htm <

De Beauvoir, Simon. *O segundo sexo*. Trans. H. M. Parshley. Londres: Picador, 1988.

Imprimir.

Dowson, Jane, e Alice Entwistle. *A History of Twentieth-Century British Women's Poetry*

*[História da Poesia Feminina Britânica do Século XX]*. Londres: Cambridge

University Press, 2005. impressão.

Dowson, Jane. "Anthologies of Women's Poetry: Canon Breakers; Canon Makers". *British*

Poetry from 1950s to 1990s Politics and Art [*Poesia Britânica dos anos 1950 a 1990 Política e Arte*]. Eds. Gary Day e Brian Docherty. Londres: Macmillan Press Ltd, 1997. 237-252. impressão.

Duffy, Carol Ann. *The World's Wife*. Nova Iorque: Faber & Faber, 2001, reimpresso.

---. *"A esposa do mundo*: Sra. Midas - Carol Ann Duffy @ SWF 2013". Festival de Escritores de Singapura. Youtube. 9 Nov. 2013. Web. 19 dez. 2013. > https://www.youtube.com/watch?v=mVOiBNtupWs <

---. "Carol Ann Duffy: *A esposa do mundo*: uma conversa gravada em Manchester 2005". Entrevista por Barry Wood. *Sheer Poetry*, n.d. Web. 20 de abril de 2012. <http://www.sheerpoetry.co.uk/advanced/interviews/carol-ann-duffy-the-world-s-Sra.

Inglaterra, Paula. "A Teoria Sociológica e o Estudo do Género". *Teoria sobre o género, feminismo sobre a teoria*. Ed. Paula England. Nova Iorque: Walter de Gruyter, 1993. 3-24. Imprimir.

Geddes, Julia. *The World's Wife, de Carol Ann Duffy. Comentários da autora*. Ilminster: Wessex Publications. n.d. Web. 18 Jan. 2012. <http://www.wessexpublications.co.uk/EN55.htm <

Gordon, Anne Gifford. *New Scottish Poetry*. Oxford: Heinmann Educational Publishers,

Grosz, Elizabeth. *Space, Time and Perversion: Essays on the Politics of Bodies [Espaço, Tempo e Perversão: Ensaios sobre a Política dos Corpos]*. Nova Iorque: Routledge, 1995. impressão.

Haase, Donald, ed. *The Greenwood Encyclopedia of Folktales & Fairy Tales [Enciclopédia Greenwood de Contos Populares e Contos de Fadas]*. Westport: Greenwood Press,

2008. impressão.

Hardwick, Lorna. 'Shards and lollipops': contemporary receptions of Homer. *The Cambridge Companion to Homer*. Ed. Robert Fowler. Cambridge: The Press Syndicate of the University of Cambridge, 2004.344-62. impressão.

Jaggar, Alison M., e Susan R. Bordo. Introduction. *Gender/Body/Knowledge: Feminist Reconstructions of Being and Knowing [Género/Corpo/Conhecimento: Reconstruções Feministas do Ser e do Saber]*. Eds. Alison M. Jaggar e Susan R. Bordo. EUA: Rutgers University Press, 1989. 1-11. imprimir.

Michelis, Angelica, e Antony Rowland, eds. *The Poetry of Carol Ann Duffy: 'Choosing Tough Words'*. Manchester: Manchester University Press, 2003, reimpresso.

Naylor, Amanda, e Audrey B. Wood. *Teaching Poetry: Reading and Responding to Poetry in the Secondary Classroom [Ler e responder à poesia na sala de aula do ensino secundário]*. Oxon: Routledge, 2012. impressão.

Peukert, Antje. "O que é um homem sem uma mulher...?" - Construções de género em *"The World's Wife"* de Carol Ann Duffy. Trabalho de seminário. Universidade de Potsdam, 2000.
Imprimir.

Price, Janet, e Margrit Shildrick. "Openings to the Body: A Critical Introduction" [Aberturas ao Corpo: Uma Introdução Crítica]. *Feminist Theory and the Body: A Reader*. Eds. Janet Price e Margrit Shildrick, Nova Iorque: Routledge, 1999.1-14. impressão.

Riley, Denise. "Bodies, Identities, Feminisms" [Corpos, Identidades, Feminismos]. *Feminist Theory and the Body: A Reader*.
Ed. Janet Price e Margrit Shildrick, Nova Iorque: Routledge, 1999. 220-26. imprimir.

Savage, Mark. "Perfis: Carol Ann Duffy". *BBC News Entertainment Reporter*. 1 de maio de

2009.

Web. 22Out.2012. > http://news.bbc.co.uk72/hi/entertainment/8022790.stm <

Smith, Laurie. "With One Bound She Was Free. *A mulher do mundo* de Carol Ann Duffy".

*Journal for Poetry*. No. 16 Winter 2000: 16-21. poetry library. Web.20Set.2013.

<http://www.poetrymagazines.org.uk/magazine/record.asp?id=4292 <

Equipa editorial do SparkNotes. "SparkNote sobre Metamorfoses". SparkNotes.com.

SparkNotes LLC. 2007. web. 7 de fevereiro de 2014.

> http://www.sparknotes.com/lit/metamorphoses/section11.rhtml <

Strachan, John, e Richard Terry. *Poetry*. Edimburgo: Edinburgh University Press Ltd, 2011.

impressão.

Wainwright, Jeffrey. *Poetry: The Basics [Poesia: O Básico]*. Oxon: Routledge, 2004.
impressão.

Weitz, Rose. "A History of Women's Bodies" [Uma História dos Corpos das Mulheres]. *The*

*Politics of Women's Bodies: Sexuality,*

*Aspeto e comportamento*. Ed. Rose Weitz. Nova Iorque: Oxford University Press, 1998. 3-

11. imprimir.

Colaborador da Wikipédia. "Delilah". *Wikipédia, a enciclopédia livre*. Wikipedia, a

enciclopédia livre, 17 Jan. 2014. Web. 12 Fev. 2014.

> http://en.wikipedia.org/wiki/Delilah <

---. "Salomé (drama)." *Wikipédia, a enciclopédia livre*. Wikipédia, A Enciclopédia Livre

Enciclopédia, 6 Set. 2013. Web. 4 Nov. 2013. >

http://en.wikipedia.org/wiki/Salome(play) <

Woods, Michael. "Rainha Herodes". *Poesia pura*. n.d. Web. 19 Mar. 2013.

> http://www.sheerpoetry.co.uk/advanced/carol-ann-duffy/notes-on-selected-poems-

______ advanced/queen-herod <

Tsiolkovsk, Theodore. *Ovid and the Moderns [Ovídio e os Modernos]*. Nova Iorque: Cornell University Press,

2005. impressão.

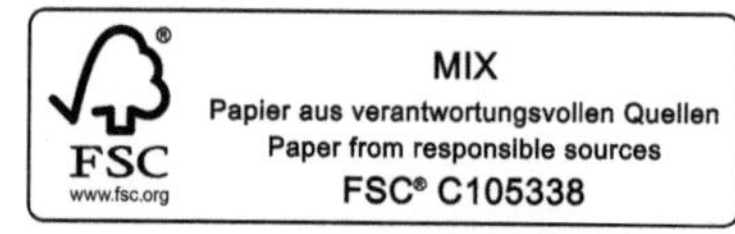



Printed by Books on Demand GmbH, Norderstedt / Germany